Basische Ernährung

Gesünder leben durch die basische Ernährung

1. Auflage 2017

Copyright © Michael Steiner

Inhaltsverzeichnis

Vorwort

Liebe Leserin,
lieber Leser,

vielen Dank, dass du dich für dieses Buch entschieden hast. Es wird dein Leben verändern! Vielen Menschen ist die Wichtigkeit eines gut funktionierenden Säure-Basen-Haushalts gar nicht bewusst. Wie denn auch? Unsere Medien sind voll von Informationen über Sport, gesunder Ernährung sowie diversen Lebensstilen, wie beispielsweise die Low-Carb-Ernährung. Doch über die Bedeutung eines ausgeglichenen Säure-Basen-Haushalts wird selten ein Wort erwähnt. Oftmals wird davon ausgegangen, dass wir auf diesen wichtigen Haushalt keinen Einfluss haben. Doch das ist ein Irrtum.

Dieses Buch erklärt dir in einfachen Worten, was unter dem Säure-Basen-Haushalt in unserem Körper zu verstehen ist und wie wir ihn positiv beeinflussen können.

Ich wünsche dir nun viel Spaß beim Lesen dieses
Buches.

Kapitel 1
Was ist der Säure-Basen-Haushalt?

Die Begriffe Säure und Base kennen wir alle noch aus den Chemieunterrichtsstunden unserer Schulzeit. Wage erinnert man sich an Stichworte wie „pH-Wert" und „basisch". Doch nur Wenigen ist bewusst, dass der Säure-Basen-Haushalt unseren gesamten Alltag bestimmt und auch entscheidend ist bei dem Versuch abzunehmen. Bei dem Säure-Basen-Haushalt gibt es wissenschaftliche Zahlenwerte, die etwas als basisch, neutral oder sehr sauer definieren. Man denke hier an das Seifenbeispiel. Der pH-Wert für eine neutrale Seife liegt bei 7.

Alles drunter ist sauer und drüber sehr basisch. Empfohlen wird hier oft eine pH-neutrale Seife zu nehmen, da sie am „körperfreundlichsten" ist. Der Säure-Basen-Haushalt funktioniert im gleichen Sinne. Er ist ein System im Organismus und reguliert den pH-Wert im Körper. Soweit, so gut, aber was bedeutet das für uns? Einfach erklärt: Unsere Nahrung enthält Säuren und Basen und beeinflusst damit unseren pH-Wert im Körper. Der

Säure-Basen-Haushalt versucht durch Regulierungsmechanismen den pH-Wert im Körper konstant zu halten. Unsere Leber, Nieren und Lunge verarbeiten die Säuren im Körper und scheiden sie aus. Ein optimaler pH-Wert im Körper liegt bei 7,4.

Eiweißreiche und tierische Nahrung gelten als säurebildend und setzten damit unseren Stoffwechsel und Säure-Basen-Haushalt vor die Herausforderung, die für den Körper notwenigen Stoffe sinnvoll zu verwerten und den Säuregehalt zu neutralisieren. Somit arbeiten der Stoffwechsel und der Regulierungsprozess in unserem Säure-Basen-Haushalt Hand in Hand zusammen.

Kapitel 2
Was sind eigentlich Säuren und Basen?

Einen ersten Eindruck zur Funktion des Säure-Basen-Haushalts im Körper haben wir nun im ersten Kapitel erfahren. Doch nun stellt sich die Frage, was genau unter Säuren und Basen zu verstehen ist? Säuren und Basen sind ganz natürlich in unserem Körper und nicht nur Bestandteile in den Reinigungsmitteln. Um die Bedeutung für unseren Körper zu verstehen, kommen wir nicht umhin, einige Begriffe aus der Chemie aufzugreifen.

Jedoch versuche ich es, so leicht wie möglich zu erklären. Wie schon in Kapitel 1 erwähnt, entstehen Säuren und Basen durch die Aufnahme und Verarbeitung unserer Nahrungsmittel. Bei den Säuren entstehen dabei freie, positive Wasserstoffionen (im chemischen Kürzel H+ genannt). Bei Basen handelt es sich hingegen um eine Kombination aus negativ geladenen Wasserstoff- und Sauerstoffatomen (im chemischen

Kürzel OH- genannt). Es ist durchweg notwendig, dass wir H+ sowie OH- in unserem Körper besitzen. Unsere Organe haben unterschiedliche Werte. Der Magen zum Beispiel ist eher sauer, während unser Speichel eher basisch ist.

Unser Körper braucht also basische und saure Organe, um optimal arbeiten zu können. Durch Puffersysteme in unserem Körper werden die Ionen und Atome ausgeglichen und die Organe können somit optimal arbeiten. Ein solches Puffer-system ist der Bikarbonat-Kohlensäure-Puffer. Klingt kompliziert, ist jedoch recht einfach zu umschreiben. Das Bikarbonat ist unsere Base und die Kohlensäure unsere Säure. Die Base wird in unserer Niere verarbeitet. Die (Kohlen)-Säure (die Säure ist in dem Fall der Bestandsteil „Kohlendioxid" in der Kohlensäure) wird durch die Lunge von seinem zweiten Bestandsteil getrennt (und das Wasser wird von unserem Körper weiterverarbeitet) und durch die Atmung ausgeschieden. Damit wird im Körper das Gleichgewicht reguliert und befindet sich, wie schon im Kapitel 1 erwähnt, mit einem pH-Wert von 7,4 im Gleichgewicht.

Kapitel 3
Übersäuerung:
Was ist darunter zu verstehen und welche Auswirkung hat sie auf meinen Körper?

Bei einem unausgeglichenen Säure-Basen-Haushalt spricht man oft von einer Übersäuerung. Sie scheint den größten negativen Einfluss auf unseren Körper zu haben. Doch wieso ist sie so schlecht für unseren Körper? Dieses Kapitel nimmt die Übersäuerung einmal unter die Lupe.

Wie wir bereits wissen, entstehen die Säuren bei der Verdauung und Verstoffwechslung von Nahrungsmitteln, die wir tagtäglich zu uns nehmen. Sind diese Nahrungsmittel jedoch sehr säurehaltig, können unsere Puffersysteme der Menge im Verarbeitungs- und Ausscheidungsprozess nicht mehr Herr werden. Dadurch entsteht ein Überschuss an Säuren in unserem Körper und somit die sogenannte Übersäuerung. Doch was genau ist schlimm daran? Ohne hier zu tief ins Detail gehen zu wollen, sorgt eine Übersäuerung dafür, dass der Körper mit dem Abbau der Säure voll in Beschlag genommen wird. Unser Körper versucht nämlich dauerhaft den Säure-Basen-Haushalt konstant zu halten. Um die Säure abzubauen nutzt unser Körper wichtigen Mineralstoffe, wie Calcium und Magnesium (die eigentlich für andere Bestandteile unseres Körpers, wie gesunde Knochen, notwendig sind). Somit entstehen an anderen Stellen Mängelerscheinungen und führen im schlimmsten Fall zu Krankheiten, wie Osteoporose.

Neben Krankheiten, fördert eine Übersäuerung auch die Produktion der so verhassten Fettzellen. Warum? – Ganz einfach: Durch die Fettzellen lagert unser Körper die überschüssige Säure und schützt unsere Organe gleichzeitig vor der Säure.
Ein weiterer großer Nachteil der Übersäuerung ist die Wirkung auf Bakterien. Während ihr Körper sowieso mit der Verarbeitung der Säure beschäftigt ist, werden Bakterien von Säure geradezu magisch angezogen. Dies führt somit zu häufigen Krankheitsfällen jeglicher Art. Wir merken nun, eine Übersäuerung ist alles andere, als gut für unseren Körper. Natürlich ist ein Tag mit einem Verzehr von Lebensmittel mit erhöhtem Säuregehalt

nicht tragisch. Jedoch sollte dies nicht zur Gewohnheit werden und das dauerhafte Ziel auf einer basischen Ernährung liegen.

Kapitel 4
Warum sollte ich mich basisch ernähren? Vorteile und Nachteile einer basischen Ernährung

In diesem Kapitel nehmen wir nun auch die basische Seite näher unter die Lupe. Eine basische Ernährung ist unser Ritter und Retter bei der Übersäuerung, denn sie wirkt ihr genau entgegen und führt zum Abbau und zur Vermeidung der Übersäuerung. Bei der Erhöhung der basischen Werte in unserem Körper finden Bakterien keinen großen Reiz es sich in unserem Körper gemütlich zu machen. Somit werden die Risiken von Erkrankungen jeglicher Art durch Bakterien vermindert. Wenn sich unser Base-Säure-Haushalt durch eine basische Ernährung im Gleichgewicht befindet, müssen auch keine Fettzellen produziert werden, um die überschüssige Säure zu speichern, da wir nur die Säure im Körper haben, die von den entsprechenden Organen (wie Magen oder Darm beispielsweise) auch benötigt wird – klingt einleuchtend, oder?

Bei einer Umstellung auf eine basische Ernährung kann es sogar dazu kommen, dass sich unser Körper die fehlende Säure aus den Fettzellen zieht. Somit werfen wir unsere alten Lasten für den zukünftig ausgeglichenen Base-Säure-Haushalt über Bord und nehmen, ganz ohne Sport, sogar ab. Doch auch das muss natürlich gesund abgewogen werden, um den Haushalt stabil zu halten. Um überschüssige Säure (und damit auch überschüssige Fettzellen) loszuwerden, ist eine sehr basische Ernährung vielleicht zunächst ratsam, sollte jedoch nicht dauerhaft bis zum Maximum betrieben werden, um eben den Säure-Basen-Haushalt trotzdem im Gleichgewicht zu halten. Denn auch ein zu hoher Base-Wert ist schädlich für unseren Körper und führt zum Beispiel dazu, dass die Säure für unsere Organe, wie Magen und Darm fehlt und wir somit Probleme mit der Verdauung bekommen. Daher ist es umso wichtiger zu betonen, dass ein ausgeglichener Säure-Basen-Haushalt das Ziel bei der Ernährungsumstellung sein sollte.

Kapitel 5
Basische Lebensmittel

Bevor wir zu einer Auflistung der basischen Lebensmittel kommen, ist es nicht uninteressant, was genau ein basisches Lebensmittel ausmacht. Dafür gibt es verschiedene Inhaltsstoffe, die als „basisch" kategorisiert werden können. Aus der Erläuterung der Übersäuerung wissen wir, dass unser Körper zur Verarbeitung der Säure Mineralstoffe, wie Calcium und Magnesium, benötigt. Und genau diese Mineralien sind Bestandteile von Basen, die damit der Säure entgegenwirken. Somit können Lebensmittel mit einem hohen Calcium- oder Magnesiumanteil als basisch angesehen werden.

Die basische Ernährung wird dauerhaft mit einer gesunden Ernährung in Verbindung gebracht. Doch was genau ist unter „gesund" zu verstehen? Wir haben wohl alle den folgenden Satz aus Kindheitstagen von Eltern, Großeltern oder anderen Erziehungs-Instanzen in den Ohren: Vitamine sind gesund und du musst viele Vitamine zu dir nehmen!

Und diese Aufforderung sollten wir nicht ganz unbeachtet lassen. Vitamine helfen unseren Organen und Puffersystemen den Körper zu entgiften und überschüssige Säure zu verarbeiten. Somit sind vitaminhaltige Lebensmittel gut und gerne unter den basischen Lebensmitteln aufzulisten.

Wie wir wissen steckt in Obst eine Vielzahl an Vitaminen. Für eine basische Ernährung wäre somit folgendes Obst ratsam (das wir auch fast immer zu allen Jahreszeiten im Lebensmittelhandel erhalten können):

Äpfel, Ananas, Birnen, Orangen, Heidelbeeren, Himbeeren, Erdbeeren, Kiwis, Zitronen und Pflaumen

Die basische Ernährung ist stark geprägt durch eine reichhaltige Aufnahme von Gemüse. Hier folgt nun ein Vorschlag von basischem Gemüse, das wir auch in fast jedem Lebensmittelgeschäft zu fast jeder Jahreszeit finden können:

Paprika, Zucchini, Brokkoli, Blumenkohl, Rosenkohl, Aubergine, Kohlrabi, Chinakohl, Lauch,

Zwiebeln, Erbsen, Sellerie, Radieschen, Gurke, Rote Bete

Wie wir nun gelernt haben, braucht der Körper neben den basischen Lebensmitteln auch einen gewissen Anteil an sauren Lebensmitteln, um den Haushalt stabil zu halten. Neben Fast-Food, das unserem Körper bei regelmäßigem Verzehr viel zu viel Säure und weitere ungesunde Zusatzstoffe liefert, gibt es gesunde Alternativen, die uns Säure in vom Körper benötigten Maßen und nicht Massen liefern. Die folgende Auflistung ist ein kleiner Helfer, die gesunden Säure bildenden Lebensmittel zu erkennen:

Vollkornnudeln, Vollkornbrot, Vollkornreis (allgemein: Vollkornprodukte), Quinoa, Hülsenfrüchte, Nüsse (Hasel-, Erd-, Wal- und Macadamia Nüsse), Mais

Zu den ungesunden Säuren bildenden Lebensmitteln zählen Fast-Food und Fertigprodukte. Darunter fällt auch Ketschup und Senf. Des Weiteren sollten Weizenprodukte, Speiseeis und auch handelsüblicher Zucker vermieden werden. Hierfür gibt es hilfreiche

Alternativen, wie Vollkornprodukte oder Stevia und Xylit zum Süßen.

Nun sind wir zwar auf Obst, Gemüse sowie Vollkornprodukte eingegangen, jedoch heißt es nicht, dass wir bei einer gesunden basischen Ernährung zum Vegetarier mutieren müssen. Natürlich können auch tierische Produkte verzehrt werden. Wir müssen somit auf unsere Hähnchenbrust am Abend und auf das Ei zum Sonntagsfrühstück nicht verzichten. Jedoch gibt es kleine feine Aspekte, die zu beachten sind. Hier sollte auf die Qualität der Lebensmittel Wert gelegt werden und Ware aus biologischer Herkunft gewählt werden. Zudem ist ein großes Augenmerk auf die Menge zu legen. Eine gebratene Putenbrust mit Gemüse ist zwar vollkommen legitim, jedoch kontraproduktiv, wenn die Putenbrust 500g und das Gemüse nur 100g der Mahlzeit ausmacht.

Ratsam ist es seine Ernährung in 80% zu 20% aufzuteilen. Dabei sollten 80% basische Lebensmittel und 20% Säure bildende Lebensmittel verzehrt werten. Damit sorgen wir auf ganz natürlichem Wege für einen ausgeglichenen Säure-Basen-Haushalt, einen gesunden Körper und einen erfolgreichen Weg des Abnehmens, ohne Sport zu treiben. Trotzdem sollte auch Sport auf dem Wochenplan stehen. Der Sport unterstützt beim Abnehmen und hält uns gesund. Dabei muss man nicht zum Athleten werden. Jeder Spaziergang um den Block ist besser als nichts und fördert die Fettverbrennung sowie unseren Kreislauf, der uns fit hält. Das A und O ist somit der Ausgleich zwischen einer gesunden Ernährung und Sport.

Kapitel 6
Basisch oder sauer? Was bin ich?

Nachdem wir nun alles über die Funktion des Säure-Basen-Haushalts und wie wir ihn beeinflussen können, gelernt haben, stellt sich nun folgende Frage: Wie sieht mein Säure-Basen-Haushalt aus? In der Apotheke sowie in der Drogerie können pH-Wert-Teststreifen käuflich erwerbt werden, mit denen man ganz einfach von zu Hause seinen körpereigenen pH-Wert feststellen kann. Außerdem sollte man mit einem wachen Blick seinen Teller betrachten. Was finde ich auf meinem Teller und passt es zu der Lebensmittelliste und dem 80/20 Modell? Ist mein Teller mehr Grün (und somit voll von basischem Gemüse) oder Rosa (vom vielen zarten Hühnchen Fleisch).

Der Säure-Basen-Haushalt lässt sich nicht von heute auf morgen ändern, sondern bedarf einer dauerhaften Beobachtung sowie Umstellung. Ratsam ist es hier auch einen Arzt aufzusuchen, der einen Check durchführt, inwiefern ein individueller Mangel von notwendigen Mineralien besteht. Der

Arzt kann dann auch entsprechend Ernährungsergänzungsmittel empfehlen.

Kapitel 7
30 basische Rezepte für ein gesundes Leben

Rezept 01:
Basisches Chili

Zutaten für eine Person

½ Tasse rote Linsen

n.B. Gemüsebrühe

¼ Dose Mais

¾ Paprikaschoten, rote oder bunte, gewürfelt

n.B. Bohnen (frisch oder TK)

¼ einer großen Zwiebel

½ einer großen Knoblauchzehe

½ EL Mandelmus

etwas Öl

½ Dose gehackte Tomaten

Pfeffer

Cayennepfeffer

Paprikapulver

Chilipulver aus der Mühle

Meersalz

Evtl. Gewürzmischungen

Zubereitung

Die Linsen werden mit einer halben Tasse Gemüsebrühe ca. 10 Minuten gekocht. Zwiebeln anbraten, Paprika in Würfel schneiden und grüne Bohnen dazugeben.

Anschließend werden die geschälten Tomaten dazugegeben und nach Belieben gewürzt. Knoblauch reinpressen und Mais unterrühren. Erst zum Schluss kommen die roten Linsen dazu. Diese sind fertig, wenn das gesamte Wasser verkocht ist.

Um das Ganze noch ein bisschen cremiger zu machen, kann man einen halben Esslöffel Mandelmus dazugeben. Dies ersetzt Schmand oder Creme Fraiche.

Rezept 02:
Basischer Mandelkuchen mit Apfel

Zutaten für eine Person

150g gemahlene Mandeln

5EL Mandelmilch

50g Rosinen

10 Weintrauben

Für den Belag:

5 Aprikosen

1 Spritzer Zitronensaft

2 kleine Äpfel

1 Scheibe Zitrone

1 EL Mandelblättchen

Zubereitung

Rosinen, Weintrauben und Mandelmilch mit einem Stabmixer zerkleinern, bis eine cremige Masse entsteht. Die Masse in einen Topf geben und die Mandeln unterrühren. Dabei entsteht ein leicht klebriger Teig. Nach Geschmack mehr gemahlene Mandeln dazugeben.

Den fertigen Teig in einen Tortenring (ca. 20cm Durchmesser) geben und gleichmäßig verteilen.

Für den Belag werden die Aprikosen mit dem Zitronensaft mit einem Stabmixer zu einem Mus verarbeitet. Dann die Äpfel schälen und das Kerngehäuse entfernen. Anschließend die Äpfel in dünne Scheiben schneiden und jede Scheibe mit der Zitronenscheibe einreiben. (Dadurch werden die Äpfel nicht braun).

Nun das Aprikosenmus auf dem Boden verteilen und die Apfelscheiben aufschichten. Verziert wird der Kuchen mit den Mandelblättchen.

Tipp:
Wenn der Teig in einer Springform bei 200Grad für ca. 20 Minuten backt, wird er etwas keksiger/knuspriger. Jedoch sollte er nicht zu bröselig werden.

Rezept 03:
Basischer Früchteshake

Zutaten

100ml Kokosmilch

100ml Milch (Reismilch)

½ Banane, weich bzw. braun

100g Beeren, gemischt, TK mit Blaubeeren,

Himbeeren und Johannisbeeren

Zubereitung

Alle Zutaten zusammen in einen Mixer geben und pürieren. Die Reismilch und auch die Banane geben hier die Süße ab. Zusätzlicher Zucker braucht hier nicht zu verwendet werden.

Rezept 04:
Basisches Salatdressing

Zutaten für eine Person

1 Zitrone

1 EL Erythrit, ersatzweise Xylit

2EL Olivenöl

etwas Salz und Pfeffer

evtl. Kräuter nach Bedarf

Zubereitung

Als erstes die Zitrone kräftig auf der Arbeitsplatte gerollt. Dadurch bricht die Zellstruktur der Zitrone auf und es kann mehr Saft gewonnen werden.

Nun die Zitrone auspressen und mit den restlichen Zutaten vermengen. Die Kräuter nach Geschmack benutzen.

Dieses Dressing passt sehr gut zu Blattsalaten.

Rezept 05:
Basischer Kartoffelsalat mit Hanfsamen

Zutaten für eine Person

400g Kartoffeln, festkochend

Etwas Salz und Pfeffer

1 TL Gemüsebrühe, gekörnt

½ Zitrone

2 EL Olivenöl

½ Zwiebel, roh oder gedünstet

1 TL Hanfsamen

evtl. Kräuter nach Geschmack

Zubereitung

Zuerst die Kartoffeln mit Schale kochen. Wenn sie gekocht sind, etwas abkühlen lassen und dann schälen. Nach dem Schälen werden die Kartoffeln noch in Scheiben geschnitten.

Anschließend die Gemüsebrühe in etwas heißem Wasser anrühren und unter die Kartoffeln rühren. Die Zitrone wird ausgepresst und der Saft mit den Kräutern vermengt. Hierzu geben wir noch das Öl.

Die Zwiebel wird in Ringe geschnitten oder gewürfelt und entweder roh oder in Öl angedünstet dazugegeben. In einem Mörser nun den Papayapfeffer (wenn vorhanden) zerkleinern und unter die Hanfsamen mischen. Nach Geschmack können noch Kräuter, wie beispielsweise Petersilie oder Koriander, verwendet werden.

Wer sich nicht streng GAT ernährt kann auch Röstzwiebeln oder Endiviensalat dazugeben. Dann sollte etwas mehr Zitronensaft und Öl verwendet werden.

Rezept 06:
Basisches Dinkelbrot ohne Hefe

Zutaten für eine Person

500g Dinkelmehl, Typ 630

½ TL Salz

½ Liter Wasser, lauwarm

1 TL Brotgewürzmischung

1 Pck. Weinsteinbackpulver

100g Leinsamen

100g Kürbiskerne

Olivenöl, für die Backform

Zubereitung

Zuerst Mehl und Backpulver vermischen und anschließend Salz, Brotgewürz, Leinsamen und Kürbiskerne untermischen. Wenn alles vermengt ist, dass lauwarme Wasser dazugeben und alles mit der Hand durchkneten.

Als nächstes wird eine Kastenform mit Olivenöl eingefettet und der Teig anschließend hineingegeben. Dann die Oberfläche des Teigs mit etwas Wasser vorsichtig einpinseln. (Dadurch wird es schön knusprig).

Nun die Form in den kalten Backofen stellen und bei 200° Grad Ober/Unterhitze für 60 Minuten backen lassen.

Ebenfalls kann man diesen Teig für Dinkelbrötchen mit Sonnenblumenkernen verwenden.

Rezept 07:
Basisches Pfannengericht - Champignons und Brokkoli

Zutaten für eine Person

½ Schuss Rapsöl

½ mittelgroße Zwiebel, rot

250g Brokkoli

200g Champignons

75ml Mandelmilch

1 gehäuften TL Kastanienmehl

½ TL Gemüsebrühe, gekörnt

n.B. Cayennepfeffer

evtl. Salz

Zubereitung

Zuerst wird der Brokkoli in kleine Röschen aufgeteilt und der Stiel wird geschält und klein geschnitten. Dann noch die Champignons in dünne Scheiben schneiden und die Zwiebel würfeln.

Der Brokkoli wird nun in einem Topf weich gegart. In der Zeit das Öl in einer Pfanne erhitzen und die Zwiebeln anbraten. Sobald die Zwiebeln glasig sind, auch die Pilze anbraten. Die Pilze nun mit gekörnter Brühe und Cayennepfeffer nach Geschmack würzen. Hierbei sollte kein Deckel aufgelegt werden, da die Pilze sonst zu viel Wasser ziehen.

Anschließend die Hälfte der Mandelmilch und den Brokkoli, ohne das Kochwasser, zu den Pilzen geben. Den Rest der Milch mit dem Kastanienmehl glattrühren und die Masse dann in die Pilzpfanne rühren. Die Pfanne vom Herd nehmen und nach Geschmack mit Salz würzen.

Die Pilzpfanne kann als Hauptspeise, aber auch als Gemüsebeilage, verzehrt werden.

Rezept 08:
Basischer Blätterteig mit Brokkoli und Camembert

Zutaten für eine Person

0,17 Pck. Blätterteig aus dem Kühlregal
100g Brokkoli oder Blumenkohl, Mangold oder Spinat
33,3g Camembert
33,3ml Sahne
0,17 Prise Muskat
0,33 Ei
Salz und Pfeffer

Zubereitung

Zuerst den Blätterteig in einer Springform ausbreiten und den Backofen auf 180°C Umluft vorheizen. Anschließend den Brokkoli waschen und in kleine Röschen zerteilen.

Wasser in einem Topf zum Kochen bringen und den Brokkoli auf mittlerer Hitze ca. 5 Minuten garen lassen. Sobald er fertig ist, in einem Sieb abgießen und abtropfen lassen. Anschließend den Brokkoli auf dem Teig verteilen.

Den Camembert in dünne Scheiben schneiden und auf den Brokkoli verteilen. Anschließend Sahne, Ei und Gewürze verquirlen und alles über den Brokkoli und Käse gießen. Nun die Quiche für 40-45 Minuten auf mittlerer Schiene goldgelb backen.

Diese Quiche kann man auch mit anderem Gemüse füllen, wie frischem Blattspinat, Mangold oder Blumenkohl. Auch den Camembert kann man durch Feta Käse ersetzten. Dadurch bekommt die Quiche einen ganz anderen Geschmack und ist trotzdem noch stark basisch. Ein basischer Salat mit Zitronendressing passt ebenfalls sehr gut dazu.

Rezept 09:
Basisches Pfannengericht - Brokkoli in Mandelmilch

Zutaten

250g Brokkoli

50ml Mandelmilch

½ Handvoll Mandeln, süß, gehobelt

½ Prise Salz

Zubereitung

Zuerst wird der Brokkoli in kleine Röschen aufgeteilt und der Stiel wird geschält und klein geschnitten.

Nun den Brokkoli in eine hohe Pfanne mit Deckel Mandelmilch geben, bis der gesamte Boden bedeckt ist. Je nach Größe der Pfanne kann die Angabe von 50ml variieren. Brokkoli und Mandeln zu der Milch geben und den Deckel drauflegen.

Alles zusammen einmal aufkochen lassen und dann die Hitze auf niedrigste Stufe stellen. Den Brokkoli bis zur gewünschten Bissfestigkeit vor sich hin garen lassen. Zum Schluss noch nach Geschmack würzen.

Dieses Gericht ist als Hauptgericht oder als Beilage zu genießen.

Rezept 10:
Basisches Kartoffelrezept mit Avocado

Zutaten

4 Kartoffeln, festkochend

1 reife Avocado

½ Zitrone, den Saft davon

½ Schalotte

¼ Chilischoten, grün oder etwas Cayennepfeffer

½ Tomate, reif

1 Zweig Koriandergrün

1 Zweig Petersilie glatt oder etwas Schnittlauch

Salz und Pfeffer

Zubereitung

Als erstes die Kartoffeln mit Salz kochen. Die Schale der Kartoffeln kann bei bestimmten Sorten auch dran bleiben.

Danach wird die Avocado geschält und mit Hilfe einer Gabel zerdrückt. Schalotten und Tomaten werden in kleine Würfel und die Kräuter sowie der Chili klein geschnitten. Alles gut vermengen und mit Salz, Pfeffer und Zitronensaft, je nach Geschmack würzen. Dieser Dip wird dann zu den Kartoffeln gereicht.

Die Avocadosalsa ist eine basische Alternative zu einem Quarkdip und schmeckt auch als Brotaufstrich.

Rezept 11:
Basischer Kichererbsensalat

Zutaten

1 Dose Kichererbsen, 425ml

1 Paprikaschote, rot

1EL Zitronensaft

1EL Öl, geschmacksneutral

1 Frühlingszwiebel

¼ TL Kurkuma

1 Prise Chilipulver

¼ TL Salz

¼ TL Kreuzkümmeln

¼ TL Grama masala

Zubereitung

Als erstes wird die Paprika gewaschen und in Würfel geschnitten. Auch die Frühlingszwiebel wird gewaschen und in dünne Ringe geschnitten. Die Kichererbsen mit dem Saft (sonst wird es zu trocken), Zitronensaft, Öl, Gewürzen und dem geschnittenem Gemüse vermischen.

Wenn der Salat einen Abend vorher zubereitet wird, können die Gewürze gut durchziehen. Dies ist ein Salat, den man super in der Mittagspause essen kann. Durch die Gewürze wird der Körper ebenfalls gewärmt und ist somit auch perfekt für die Winterzeit.

Wer möchte, kann das Öl auch weglassen oder noch frischen, gehackten Koriander dazu geben.

Rezept 12:
Basischer Rucola-Radieschensalat mit Feta

Zutaten

¼ Bund Rucola

¼ Bund Radieschen

¼ kleine Zwiebel, rot

31 ¼ g Feta-Käse (also ½ Pck.) oder Schafskäse

½ TL Kapern

¼ EL Sonnenblumenkerne

¼ kleine Zitrone, Saft davon

Olivenöl, Sonnenblumenöl oder Traubenkernöl

Salz und Pfeffer

n.B. Öl (Walnussöl)

Zubereitung

Für eine Person ist das eine tolle Beilage oder Vorspeise. Um es als volle Mahlzeit zu sich zu nehmen, sollte man die doppelte Menge nehmen.

Als erstes die groben Stängel aus dem Rucola entfernen und ihn klein schneiden. Dann die Radieschen gründlich waschen und in dünne Scheiben schneiden. Ebenfalls wird die Zwiebel in dünne Scheiben geschnitten. Der Käse wird einfach zerbröckelt und die Kapern noch zerhackt. Alle Zutaten in eine Schüssel geben und mit Sonnenblumenkernen garnieren.

Für das Dressing wird Öl und Zitronensaft miteinander vermengt und mit Salz und Pfeffer nach Geschmack gewürzt. Den nussigen Geschmack des Rucolas kann man mit etwas Walnussöl noch hervorheben.

Dressing und Salat ordentlich vermengen und servieren. Ein solches Dressing ist bekömmlicher und gesünder, wenn es kein Essig enthält. Zudem ist es sehr frisch und verfeinert jegliche Sommersalate.

Rezept 13:
Basischer Apfel-Möhren Muffin

Zutaten

12 ½ g Apfel

12 ½ g Möhre

12 ½ g Buttermilch

12 ½ g Hirsemehl

5g Rosinen oder Cranberries

2 ½ g Kerne, gehackt (Kürbiskerne,

Sonnenblumenkerne) oder Nüsse

¼ EL Flocken, (Chuffas Nüssli) wenn vorhanden

0,06 TL Zimt

n.B. Koriander

1/8 TL Weinsteinbackpulver

Zubereitung

Zuerst werden Äpfel und Möhren fein geraspelt.
Anschließend Buttermilch, Nüsse und
Gewürze hinzugefügt.

Im nächsten Schritt werden Mehl und Backpulver vermengt und zu der Buttermilchmasse hinzugefügt. Alles ordentlich vermengen und den Teig in ein Muffinförmchen geben (idealerweise aus Silikon oder in einem gefetteten Blech).

Nun wird der Muffin bei 180 Grad für ca. 15-20 Minuten gebacken. Im Anschluss die Form auf ein feuchtes Küchentuch stellen, damit es abkühlen kann. Sobald der Muffin ausgekühlt ist, kann er aus der Form gelöst werden.

Rezept 14:
Basisches Pfannengericht - Paprika mit Ingwer

Zutaten

150g Spitzpaprika, rot

150g Spitzpaprika, grün

150g Spitzpaprika, weiß

1TL Kokosöl

1 kleine Zwiebel

1 große Knoblauchzehe

100ml Kokosmilch, cremig

1TL Kokosmehl

1 Prise Salz

1cm Ingwer, ca. 10g

Zubereitung

Zuerst die gesamte Paprika waschen, entkernen und anschließend in dünne Streifen schneiden. Danach die Zwiebel halbieren und in feine Scheiben schneiden. Nun noch Knoblauch und Ingwer fein würfeln.

Kokosöl wird in einer Pfanne erhitzt und die Zwiebeln darin angeschwitzt. Knoblauch und Ingwer werden dazu gegeben und ebenfalls angeschwitzt. Anschließend die Paprika in die Pfanne geben und einige Minuten lang umrühren.

Die Hitze des Herdes herunter drehen, die Kokosmilch hinzugeben und bei geschlossenem Deckel einige Minuten garen lassen. Die Flüssigkeit nun einkochen lassen oder 1TL Kokosmehl zum Abbinden dazugeben. Nun noch nach Geschmack Salz hinzufügen.

Zu verzehren ist das Ganze als Hauptgericht oder Beilage für zwei.

Rezept 15:
Basischer Karottensalat mit roter Bete

Zutaten

87 ½ g Karotten

50g Knollensellerie

22 ½ g Rote Bete

37 ½ g Paprika

0,38 Frühlingszwiebel

½ mittelgroße Tomate

1/8 Zitrone, den Saft davon

Kräuter, frisch, gehackt (Petersilie, Dill etc.)

¼ EL Olivenöl

Gewürze (Salz, Pfeffer, Paprika, etwas Honig (statt Zucker) nach Geschmack)

Zubereitung

Zuerst wird das gesamte Gemüse gewaschen und geputzt. Karotten, Sellerie und rote Bete werden in kleine Streifen geschnitten oder geraspelt. Dann

Paprika und Tomate in kleine Würfel schneiden und die Frühlingszwiebel in dünne Ringe schneiden.

Alles zusammen in eine große Schüssel geben und mit den gehackten Kräutern vermengen. Den Saft der Zitrone auspressen und mit dem Olivenöl, Honig und den Gewürzen gut vermengen. Nun alles über das Gemüse geben, umrühren und eine Weile durchziehen lassen.

Dieser Salat kann über mehrere Tage im Kühlschrank aufbewahrt werden. Mengenangaben des Gemüses können je nach Geschmack und Verfügbarkeit variieren oder durch anderes Gemüse ergänzt werden.

Nach Möglichkeit sollte unbehandeltes Gemüse verwendet werden. Wenn Supermarktware verwendet wird, sollte es besonders gut geputzt werden.

Rezept 16:
Basisches Pfannengericht - Curry-Kokos mit Möhren und Kraut

Zutaten

3 mittelgroße Möhren

1/8 Kopf Weißkohl

1 Zwiebel

½ EL Kokosöl

100 ml Kokosmilch, cremig

1 ½ TL Currypaste, gelb

1 TL Kokosraspel

Salz

Zubereitung

Zuerst wird die Kokosmilch mit der Currypaste glatt gerührt. Währenddessen in der Pfanne die Zwiebeln in dem Öl anbraten. Anschließend die Möhren dazugeben und ebenfalls anbraten.

Nun den Weißkohl unterheben und die Kokosmilch mit der Currypaste aufgießen. Die Pfanne mit einem Deckel schließen und die Hitze etwas runterdrehen.

Nach ca. 10 Minuten Köcheln, dass Kraut herunterdrücken und die Kokosraspeln drüberstreuen. Nun alle 10-20 Minuten, je nach gewünschter Bissfestigkeit, weiter köcheln lassen. Zum Schluss durchrühren und nach Geschmack mit Salz abschmecken.

Rezept 17:
Basischer Kartoffelsalat mit Apfel und Knoblauch

Zutaten

300g Kartoffeln, fest kochend

1/8 Salatgurke

¼ Zwiebel

½ Knoblauchzehe

¼ mittelgroßer Apfel

¼ Paprikaschote, rot

25g Kirschtomaten

¾ EL Zitronensaft

1 ¼ EL Öl (Sonnenblumenöl)

½ TL Sirup (Agavendicksaft) oder 1 TL Zucker

¾ Stängel Thymian, frisch

½ EL Sahne

Salz und Pfeffer

Zubereitung

Zuerst die Kartoffeln mit Schale garen und anschließend abkühlen lassen. Dann Tomate, Gurke, Paprika und den Apfel entkernen und anschließend nach Belieben kleinschneiden. Die Zwiebel wird geschält, in kleine Würfel geschnitten und alles Geschnittene zusammen gemischt.

Für das Dressing werden die Blätter des Thymians abgezupft und mit dem Öl, Zitronensaft, Agavendicksaft und der Sahne vermengt. Mit Salz und Pfeffer wird es gewürzt. Anschließend wird die Knoblauchzehe ausgepresst, der Saft wird dann auch noch zu dem Dressing gegeben.

Nun das Gemüse mit dem Dressing gut vermengen. Anschließend die fertigen Kartoffeln schälen, klein schneiden und ebenfalls zu dem Salat geben.

Alles nochmal vermengen und für mindestens eine halbe Stunde in den kalten Kühlschrank stellen. Bevor der Salat serviert wird, nochmals mit Salz, Pfeffer und Zitronensaft nach Geschmack verfeinern.

Rezept 18:
Basische Bärlauchkartoffel

Zutaten

1 große Kartoffel

1 TL Paste (Bärlauchpaste, kein Pesto!), gehäuft

1 EL Rapsöl, o.ä.

1 Prise Salz, nach Geschmack

n.B. Gemüsebrühe

Zubereitung

Zuerst die Kartoffel schälen, in kleine Würfel schneiden und in Öl anbraten. Nebenbei Gemüsebrühe und Bärlauchpaste glatt rühren. Die angebratenen Kartoffeln mit der Brühe aufgießen. Dabei sollten die Kartoffeln bedeckt sein.

Die Brühe unter ständigem Rühren verkochen lassen. Sobald die Flüssigkeit verdampft ist, sollten die Kartoffeln auch gar sein. Nun noch nach Geschmack mit Salz würzen.

Rezept 19:
Basisches Pfannengericht -
Spitzpaprika mit Mandelmilch

Zutaten

1 Schuss Öl

1 kleine Zwiebel

2 Knoblauchzehen

400g Spitzpaprika, grün

150ml Mandelmilch

1 Prise Garam masala (oder 5-Gewürzpulver)

1 Prise Salz

Zubereitung

Als erstes die Zwiebel und den Knoblauch schälen und in kleine Würfel schneiden. Paprika wird geputzt, entkernt und in größere Stücke geschnitten.

In einer Pfanne Öl erhitzen und zuerst die Zwiebel und dann den Knoblauch anschwitzen. Anschließend die Paprika dazugeben. Diese sollte

scharf angebraten werden, denn dadurch bilden sich
Röstaromen.

Nun alles mit der Mandelmilch ablöschen und die
Hitze reduzieren. So kann das Gemüse langsam
köcheln. Gewürzpulver noch in die Mandelmilch
rühren und die Pfanne mit einem Deckel
verschließen. Das Gemüse so bis zur gewünschten
Bissfestigkeit garen lassen.

Zum Schluss auf einem Teller servieren und nach
Geschmack noch salzen.

Rezept 20:
Basisches Pfannengericht - Ingwer und Möhren

Zutaten für eine Person

½ Schuss Öl

½ mittelgroße Zwiebel

200g Möhren, geputzt

50ml Mandelmilch

1/2cm Ingwer, frisch oder 1-2 TL gefriergetrocknet

½ TL Gemüsebrühe, instant

½ Prise Salz

½ TL gehäufter Koriander, getrocknet oder frisch

Zubereitung

Zuerst die Zwiebel putzen und in kleine Würfel scheiden. Ebenso die Möhren in Würfel oder Streifen schneiden. Außerdem noch den frischen Ingwer kleinschneiden oder reiben.

Öl wird in einer beschichteten Pfanne erhitzt, danach die Zwiebeln dort angeschwitzt. Den Ingwer dazu geben und etwas angehen lassen. Als nächstes kommen die Möhren dazu. Nach Möglichkeit: Deckel drauf.

In dieser Zeit wird die Gemüsebrühe in der Mandelmilch aufgelöst. Diese nun zu den Möhren geben und alles gut umrühren. Die Hitze niedrig einstellen und bis zur gewünschten Bissfestigkeit vor sich hin köcheln lassen.

In den letzten 2 Minuten kann der Deckel entfernt werden. Zum Schluss noch ½ Teelöffel Koriander unterrühren und alles auf einem Teller anrichten. Nach Geschmack noch mit Salz würzen.

Rezept 21:
Basisches Pfannengericht –
Glasnudelpfanne

Zutaten

½ mittelgroße Zwiebel

½ Stange Lauch

1 mittelgroße Möhre

½ Handvoll Brokkoli, Röschen

25g Glasnudeln

1 EL Tamarisauce oder einfache, dunkle Sojasauce

1 EL Sojasauce, süße (Ketjap Manis)

½ EL Kokosöl oder normales Öl

½ Handvoll Cashewnüsse, geröstet, optional

Zubereitung

Zuerst die Zwiebel in kleine Würfel schneiden und in einer Pfanne mit Öl glasig dünsten lassen. Währenddessen Möhren in Streifen und den Lauch in Ringe schneiden. Die Glasnudeln werden in heißem Wasser eingeweicht.

Zu den Zwiebeln die Möhren geben und ebenfalls anschwitzen. Anschließend Lauch, Tamari und das Ketjap Manis hinzugeben. Nun kommt der Brokkoli dazu. Je nach Bissfestigkeit alles abgedeckt garen lassen.

Während die Pfanne vor sich hin köchelt, die Glasnudeln im Wasser zerkleinern und dann abgießen. Nun die Nudeln in die Pfanne geben und umrühren bis sich alles verbindet.

Tipp:
Wer mag, kann sich auch noch Cashewnüsse in einer extra Pfanne ohne Fett anbraten. Diese kann man beim Anrichten auf dem Teller dazugeben. Allerdings sind diese nicht basisch; schmecken aber hervorragend.

Verwendet werden sollte natives Kokosöl, da dieses am besten schmeckt. Außerdem kann man die Pfanne so noch am nächsten Tag als Salat genießen, ohne dass es nach kaltem Fett schmeckt.

Hierfür kann man einfach etwas kochendes Wasser über die Pfanne geben. Dadurch werden das Kokosöl und die Sauce noch einmal gelöst.

Verwendet man etwas mehr Wasser entsteht eine dickere Suppe als Mittagessen oder Vorspeise. Dabei sollte eventuell nochmal nachgewürzt werden.

Rezept 22:
Basisches Pfannengericht - Zucchini mit Champignons

Zutaten

2 EL Kokosöl, flüssig oder 1 EL geh. Cremig

1 mittelgroße Zucchini

200g Champignons, braun, frisch

etwas Porree

etwas Salz und Pfeffer

3 EL Hafersahne oder Mandelsahne

50g Käseersatz (Wilmersburger Pizzaschmelz)

2 EL Röstzwiebeln nach Bedarf, Fertigprodukt oder selbst gemacht

Zubereitung

Zuerst wird die Zucchini gewaschen und in Scheiben geschnitten. Die Champignons dagegen nur putzen, da diese nicht gewaschen werden sollten. Champignons auch in Scheiben schneiden.

Den Porree in Ringe schneiden. Die Menge nach Bedarf wählen.

In einer Pfanne wird Kokosöl erhitzt und zuerst die Zucchini angebraten. Danach die Champignons dazugeben und anbraten. Erst zum Schluss kurz den Porree mit dünsten.

Nun das Gemüse mit Sahne aufgießen und die Gewürze dazugeben. Alles gut vermengen und anschließend den Pizzaschmelz unterrühren.

Zum Abschluss kann man noch Röstzwiebeln in die Pfanne geben.

Rezept 23:
Basisches Pfannengericht - Kartoffeln mit Brokkoli und Pilzen

Zutaten

½ Schuss Öl

½ mittelgroße Zwiebel

½ große Kartoffel

½ Kopf Brokkoli

3 mittelgroße Champignons

½ TL gehäufte Gemüsebrühe (oder Salz und Pfeffer)

Zubereitung

Zuerst Zwiebel und Kartoffel schälen und würfeln. Die Champignons werden geputzt, in Scheiben geschnitten und der Brokkoli nach dem Waschen in Röschen geteilt.

Danach Öl in einer Pfanne erhitzen und die Zwiebeln anschwitzen. Danach kommen

Kartoffelwürfel in die Pfanne. Diese sollten ordentlich Farbe bekommen. Sind sie fast gar, kommt der Brokkoli und die Pilze mit in die Pfanne.

Alles mit Brühpulver würzen und für 5 Minuten den Deckel zum Dünsten auflegen. Anschließend die Temperatur niedrig einstellen und gelegentlich umrühren. Der Deckel sollte weiterhin noch auf der Pfanne bleiben, bis die gewünschte Bissfestigkeit erreicht ist.

Rezept 24:
Basisches Pfannengericht - Karotten und Paprika mit zitroniger Kokossauce

Zutaten

1 EL Öl

1 mittelgroße Zwiebel

250g Karotten, geschält gewogen

150g Paprikaschote, hellgrün

1 EL Zitronensaft

2 EL gehäuft, Kokosmilch, cremig

4 TL Koriander

1 Prise Salz

evtl. Süßungsmittel

Zubereitung

Zuerst Zwiebel und Karotte schälen und in kleine Würfel schneiden. Gewaschen entkernt und ebenfalls in Würfel wird die Paprika geschnitten.

Etwas Öl in einer Pfanne erhitzen und die Zwiebeln darin anschwitzen. Dann die Karotten dazugeben und die Pfanne mit einem Deckel schließen. Die Paprika erst dazugeben, wenn die Karotten bissfest sind. Alles nochmal umrühren und wieder abdecken.

Kokosmilch und Zitronensaft separat zusammen rühren und zu dem Gemüse geben. Das Gemüse bis zur gewünschten Bissfestigkeit garen lassen. Anschließend mit Koriander, Salz und evtl. Süßungsmittel abschmecken. Als Süßungsmittel kann Kokosblütenzucker verwendet werden.

Das Ganze ist als Hauptgericht zu verzehren oder als einfache Beilage für zwei Personen.

Rezept 25:
Basisches Pfannengericht -
Kartoffeln mit Brokkoli und Ingwer

Zutaten

½ Schuss Öl

½ mittelgroße Zwiebel

1 1/2 cm Ingwer (12-15g), geputzt gewogen

110g Karotte, geschält gewogen

110g Kartoffeln, geschält gewogen

100g Brokkoli, geputzt gewogen

½ TL gehäuft, Brühe, gekörnt oder „Wunderwürze"

Zubereitung

Zuerst den Brokkoli putzen und in Röschen teilen. Der Strunk wird geschält und in Scheiben geschnitten. Den Ingwer in ganz kleine Würfel schneiden. Karotten und Kartoffeln in etwa Pommes große Stücke schneiden.

Öl in einer Pfanne erhitzen und die Zwiebeln darin anschwitzen. Ingwer dazugeben. Sobald dieser anfängt zu duften, die Karotten dazugeben. Alles bei geschlossenem Decken ca. 2 Minuten andünsten. Nun die Kartoffeln dazugeben und die Hitze um die Hälfte niedriger stellen. Den Deckel für weitere 5 Minuten drauflassen.

Anschließend erst die Strunkscheiben und dann die Brokkoli Röschen dazu geben. Alles gut durchrühren und nach Geschmack würzen. Den Deckel wieder auflegen und bis zur gewünschten Bissfestigkeit köcheln lassen.

Dieses Gericht hat kaum Flüssigkeit. Ist dies nicht gewünscht, kann man ein wenig Wasser dazu geben, damit es flüssiger wird. Zu genießen ist es als Hauptgericht oder auch als Beilage.

Rezept 26:
Basisches Pfannengericht - Currypfanne mit Brokkoli

Zutaten

½ Kopf Brokkoli (ca. 250g)

½ große Kartoffel

2 ½ mittelgroße Karotten

½ Zwiebel

2 ½ mittelgroße Tomate, geschält

125 ml Gemüsebrühe

1 EL Currypaste, gelb

½ Prise Korianderpulver

½ Prise Kreuzkümmel, gemahlen

½ TL, gestr. Zitronengras, getrocknet

1 TL Öl (Kokosöl)

Zubereitung

Zuerst Kartoffel, Karotte, Zwiebel und die Tomaten waschen, putzen und in kleine Würfel schneiden.

Brokkoli ebenfalls waschen und in Röschen teilen. Der Strunk wird geschält und klein geschnitten.

In einer Pfanne Kokosöl erhitzen und die Zwiebeln und die Kartoffeln zusammen leicht anbraten. Dann die Möhrenstücken dazu geben und weiter braten. Tomaten und Currypaste unterrühren sowie die Gewürze dazu geben.

Die Gemüsepfanne mit Brühe aufgießen und durchrühren. Dann den Brokkoli dazugeben und die Hitze reduzieren. Nun muss alles bis zur gewünschten Bissfestigkeit garen.

Rezept 27:
Basisches Pfannengericht - Blumenkohl mit zitroniger Kokossauce

Zutaten

300g Blumenkohl

1 EL Öl

100 ml Kokosmilch

2 EL Zitronensaft

1 TL Kokosblütenzucker oder ein anderes
Süßungsmittel

Salz

1 Prise Cayennepfeffer

evtl. Kokosmehl

Zubereitung

Zuerst den Blumenkohl waschen und in kleine
Röschen teilen. Der Strunk wird klein geschnitten.

In einer Pfanne Öl erhitzen und den Blumenkohl anbraten, dabei mit einem Deckel abdecken. Immer wieder umrühren.

Nun mit Kokosmilch, Zitronensaft, Cayennepfeffer und Süßungsmittel ablöschen. Das Gemüse sollte bei mittlerer Hitze und ohne Deckel bis zur gewünschten Bissfestigkeit gegart werden.

Die Soße kann noch mit Kokosmehl abgebunden werden, falls diese zu flüssig ist. Zu genießen ist dies als Hauptgericht oder als Beilage für zwei zu genießen.

Rezept 28:
Basisches Pfannengericht - Ingwer mit Kokoscurrysauce

Zutaten

0,33 Schuss Rapsöl

0,33 Zwiebel

0,33 cm Ingwer

0,33 Fenchel (ca. 100g)

100g Möhren, geputzt gewogen

1,67 Stangen Staudensellerie (ca. 85g)

66,7 ml Kokosmilch, cremig

0,67 TL gehäufte Currypaste, gelb

Petersilie oder Koriander

Salz

Zubereitung

Das Gemüse zuerst waschen, schälen und in Würfel schneiden. Die Garzeit richtet sich nach der Größe des Gemüses.

In einer Pfanne Öl erhitzen und die Zwiebeln anschwitzen. Danach Ingwer dazugeben. Die Möhren kommen als erstes in die Pfanne und braten bei geschlossenem Deckel für 2 Minuten. Ebenso Fenchel und Staudensellerie nacheinander in die Pfanne geben.

Währenddessen Kokosmilch und Currypaste zusammen rühren und nach dem anbraten zu dem Gemüse geben. Nun die Hitze reduzieren und alles bis zur gewünschten Bissfestigkeit garen lassen.

Zum Schluss die Kräuter hacken, dazugeben und Salz nach Geschmack auf dem Teller verwenden. Verzehrt werden kann es als Hauptgericht oder Beilage.

Rezept 29:
Basische Gemüsebrühe

Zutaten

2 ½ Möhren

1 Stange Sellerie oder Knollensellerie

¾ Stange Porree

1 Tomate

¼ große Zwiebel

½ EL Öl

¾ Stängel Thymian

½ Lorbeerblätter

1 Gewürznelke

¼ TL Pfefferkörner

Salz

½ Liter Wasser

Zubereitung

Zuerst das Suppengrün und die Tomate waschen, schälen und klein schneiden. Die Zwiebel bleibt im

Ganzen und wird ohne Öl in einem Topf angebraten.

Öl, Gemüse, Gewürze und ein halben Liter Wasser hinzugeben und alles aufkochen lassen. Die Hitze reduzieren und 1 Stunde köchel lassen. Zum Schluss alles durch ein Sieb geben und mit Salz abschmecken.

Rezept 30:
Basischer Bratapfel

Zutaten

1 Apfel

16,7g Mandeln, gehackt

16,7g Rosinen

n.B. Ahornsirup

0,17 Tüte Puddingpulver (Vanille)

0,17 Liter Milch

6,67g Zucker

Zubereitung

Zuerst die Rosinen in eine Tasse geben, mit kochendem Wasser komplett bedecken und stehen lassen.

Dann den Pudding einfach nach Packungsanleitung mit Milch zubereiten.

Von dem gewaschenen Apfel wird das Kerngehäuse großzügig ausgestochen. Dann die Rosinen abtropfen lassen und mit Ahornsirup und den Mandeln vermengen. Es soll eine gut knetbare Masse entstehen, diese wird in den Apfel gedrückt. Oben soll ein kleiner Berg entstehen.

Den Apfel in eine Auflaufform legen und noch etwas Ahornsirup drüber gießen. Schließlich noch die Hälfte der Vanillesoße in die Auflaufform geben. Achtung, nicht zu voll, da die Soße anfängt zu blubbern. Das Ganze bei 175°C für ca. 25 bis 35 Minuten backen lassen.

Der Apfel ist fertig, wenn die Apfelschale leicht glasig ist. Serviert wird dieser nun mit der Vanillesoße aus der Auflaufform und nach Belieben mit dem Rest der Soße.

Komplett basisch ist es erst ohne Ahornsirup und dann muss die Vanillesoße durch einen Saft ersetzt werden. Hierzu eignet sich am besten Apfelsaft, der auch selbst gemacht werden kann.

Schlusswort

Wer sich schon einmal mit der Ernährung im Allgemeinen auseinandergesetzt hat, sieht nun, dass eine basische Ernährung kein Hexenwerk ist. Mit den hier aufgelisteten Lebensmitteln lassen sich zahlreiche und einfache Mahlzeiten kreieren.

Die oft gepredigten Weisheiten sind also nicht nur altbackene Hausfrauenweisheiten, sondern durchaus immer im Hinterkopf zu behalten. Wenn man sich also die kleinen Helfer, wie das 80/20 Modell und den klaren Blick auf den bunten Teller immer im Hinterkopf behält, sollte einem gesunden Säure-Basen-Haushalt nichts mehr im Wege stehen. Ich hoffe, ich konnte euch hiermit eine verständliche Erklärung zum Thema Säure-Basen-Haushalt liefern und wünsche viel Spaß bei dem Rezepttüfteln mit den vielen basischen Lebensmitteln.

Meine Empfehlung

Um bestmögliche Resultate für dein Vorhaben zu gewährleisten, empfehle ich dir nachfolgend Ernährungs- und Trainingspläne anderer Coaches.

Klicke hierzu einfach kostenlos auf den nachfolgenden Link, wenn du dich für Ernährungs- oder Trainingspläne interessierst.

Ernährungspläne

https://goo.gl/S5glPu

Trainingspläne

https://goo.gl/1feBSg

Haftungsausschluss

Der Inhalt dieses Buchs wurde mit großer Sorgfalt geprüft und erstellt. Der Autor übernimmt keinerlei Gewähr für die Aktualität, Korrektheit, Vollständigkeit oder Qualität der bereitgestellten Informationen und weiteren Informationen.

Es wird keine juristische Verantwortung oder Haftung für Schäden übernommen, die durch kontraproduktive Ausübung oder durch Fehler des Lesers entstehen. Es kann auch keine Garantie für Erfolg übernommen werden. Der Inhalt sollte nicht mit medizinischer Hilfe verwechselt werden. Der Autor übernimmt daher keine Verantwortung für das Nicht-Erreichen der im Buch beschriebenen Ziele.

Dieses Buch enthält Links zu anderen Webseiten. Auf den Inhalt dieser Webseiten haben wir keinen Einfluss. Deshalb kann auf den dortigen Inhalt auch keinerlei Gewähr übernommen werden. Die verlinkten Seiten wurden zum Zeitpunkt der Verlinkung auf mögliche Rechtsverstöße überprüft.

Rechtswidrige Inhalte konnten zum Zeitpunkt der Verlinkung nicht festgestellt werden. Für die Inhalte der verlinkten Seiten ist ausschließlich der jeweilige Anbieter oder Betreiber der Seiten verantwortlich.

Das **Copyright** für veröffentlichte, vom Autor selbst erstellte Bilder, Grafiken, Tondokumente, Videosequenzen und Texte bleibt **allein beim Autor** des Buchs.

Eine Vervielfältigung oder Verwendung der Bilder, Grafiken, Tondokumente, Videosequenzen und Texte in anderen elektronischen oder gedruckten Publikationen ist ohne ausdrückliche Zustimmung des Autors nicht gestattet.

Der Autor behält es sich ausdrücklich vor, Teile der Seiten oder das gesamte Angebot ohne gesonderte Ankündigung zu verändern, zu ergänzen, zu löschen oder die Veröffentlichung zeitweise oder endgültig einzustellen.

Impressum

Veröffentlicht durch

Marco Reuter

Vinnhorster Weg 81

30419 Hannover

E-Mail: marco.reuter92@gmail.com

ISBN-13: 978-1979325721
ISBN-10: 1979325723